Données personnelles

Nom

Téléphone

Adresse

En cas d'urgence veuillez contacter

Nom

Téléphone

Adresse

Contacts essentiels

Docteur

Pharmacie

Clinique

Dentiste

Nom

Portable

Travail

Domicile

Courriel

Autres

Notes

Début de semaine : _______ **Fin de la semaine :** _______

Médicaments et dosage quotidien	Temps	L	M	M	J	V	S	D
	am.	☐	☐	☐	☐	☐	☐	☐
	am.	☐	☐	☐	☐	☐	☐	☐
	pm.	☐	☐	☐	☐	☐	☐	☐
	pm.	☐	☐	☐	☐	☐	☐	☐
	am.	☐	☐	☐	☐	☐	☐	☐
	am.	☐	☐	☐	☐	☐	☐	☐
	pm.	☐	☐	☐	☐	☐	☐	☐
	pm.	☐	☐	☐	☐	☐	☐	☐
	am.	☐	☐	☐	☐	☐	☐	☐
	am.	☐	☐	☐	☐	☐	☐	☐
	pm.	☐	☐	☐	☐	☐	☐	☐
	pm.	☐	☐	☐	☐	☐	☐	☐
	am.	☐	☐	☐	☐	☐	☐	☐
	am.	☐	☐	☐	☐	☐	☐	☐
	pm.	☐	☐	☐	☐	☐	☐	☐
	pm.	☐	☐	☐	☐	☐	☐	☐
	am.	☐	☐	☐	☐	☐	☐	☐
	am.	☐	☐	☐	☐	☐	☐	☐
	pm.	☐	☐	☐	☐	☐	☐	☐
	pm.	☐	☐	☐	☐	☐	☐	☐
	am.	☐	☐	☐	☐	☐	☐	☐
	am.	☐	☐	☐	☐	☐	☐	☐
	pm.	☐	☐	☐	☐	☐	☐	☐
	pm.	☐	☐	☐	☐	☐	☐	☐
	am.	☐	☐	☐	☐	☐	☐	☐
	am.	☐	☐	☐	☐	☐	☐	☐
	pm.	☐	☐	☐	☐	☐	☐	☐
	pm.	☐	☐	☐	☐	☐	☐	☐

Remarques:

Début de semaine : _______   **Fin de la semaine :** _______

Médicaments et dosage quotidien	Temps	L	M	M	J	V	S	D
	am.	☐	☐	☐	☐	☐	☐	☐
	am.	☐	☐	☐	☐	☐	☐	☐
	pm.	☐	☐	☐	☐	☐	☐	☐
	pm.	☐	☐	☐	☐	☐	☐	☐
	am.	☐	☐	☐	☐	☐	☐	☐
	am.	☐	☐	☐	☐	☐	☐	☐
	pm.	☐	☐	☐	☐	☐	☐	☐
	pm.	☐	☐	☐	☐	☐	☐	☐
	am.	☐	☐	☐	☐	☐	☐	☐
	am.	☐	☐	☐	☐	☐	☐	☐
	pm.	☐	☐	☐	☐	☐	☐	☐
	pm.	☐	☐	☐	☐	☐	☐	☐
	am.	☐	☐	☐	☐	☐	☐	☐
	am.	☐	☐	☐	☐	☐	☐	☐
	pm.	☐	☐	☐	☐	☐	☐	☐
	pm.	☐	☐	☐	☐	☐	☐	☐
	am.	☐	☐	☐	☐	☐	☐	☐
	am.	☐	☐	☐	☐	☐	☐	☐
	pm.	☐	☐	☐	☐	☐	☐	☐
	pm.	☐	☐	☐	☐	☐	☐	☐
	am.	☐	☐	☐	☐	☐	☐	☐
	am.	☐	☐	☐	☐	☐	☐	☐
	pm.	☐	☐	☐	☐	☐	☐	☐
	pm.	☐	☐	☐	☐	☐	☐	☐
	am.	☐	☐	☐	☐	☐	☐	☐
	am.	☐	☐	☐	☐	☐	☐	☐
	pm.	☐	☐	☐	☐	☐	☐	☐
	pm.	☐	☐	☐	☐	☐	☐	☐

Remarques:

Début de semaine : _______   **Fin de la semaine :** _______

Médicaments et dosage quotidien	Temps	L	M	M	J	V	S	D
	am.	☐	☐	☐	☐	☐	☐	☐
	am.	☐	☐	☐	☐	☐	☐	☐
	pm.	☐	☐	☐	☐	☐	☐	☐
	pm.	☐	☐	☐	☐	☐	☐	☐
	am.	☐	☐	☐	☐	☐	☐	☐
	am.	☐	☐	☐	☐	☐	☐	☐
	pm.	☐	☐	☐	☐	☐	☐	☐
	pm.	☐	☐	☐	☐	☐	☐	☐
	am.	☐	☐	☐	☐	☐	☐	☐
	am.	☐	☐	☐	☐	☐	☐	☐
	pm.	☐	☐	☐	☐	☐	☐	☐
	pm.	☐	☐	☐	☐	☐	☐	☐
	am.	☐	☐	☐	☐	☐	☐	☐
	am.	☐	☐	☐	☐	☐	☐	☐
	pm.	☐	☐	☐	☐	☐	☐	☐
	pm.	☐	☐	☐	☐	☐	☐	☐
	am.	☐	☐	☐	☐	☐	☐	☐
	am.	☐	☐	☐	☐	☐	☐	☐
	pm.	☐	☐	☐	☐	☐	☐	☐
	pm.	☐	☐	☐	☐	☐	☐	☐
	am.	☐	☐	☐	☐	☐	☐	☐
	am.	☐	☐	☐	☐	☐	☐	☐
	pm.	☐	☐	☐	☐	☐	☐	☐
	pm.	☐	☐	☐	☐	☐	☐	☐
	am.	☐	☐	☐	☐	☐	☐	☐
	pm.	☐	☐	☐	☐	☐	☐	☐
	pm.	☐	☐	☐	☐	☐	☐	☐

Remarques:

Début de semaine : _______   **Fin de la semaine : _______**

Médicaments et dosage quotidien	Temps	L	M	M	J	V	S	D
	am.	☐	☐	☐	☐	☐	☐	☐
	am.	☐	☐	☐	☐	☐	☐	☐
	pm.	☐	☐	☐	☐	☐	☐	☐
	pm.	☐	☐	☐	☐	☐	☐	☐
	am.	☐	☐	☐	☐	☐	☐	☐
	am.	☐	☐	☐	☐	☐	☐	☐
	pm.	☐	☐	☐	☐	☐	☐	☐
	pm.	☐	☐	☐	☐	☐	☐	☐
	am.	☐	☐	☐	☐	☐	☐	☐
	am.	☐	☐	☐	☐	☐	☐	☐
	pm.	☐	☐	☐	☐	☐	☐	☐
	pm.	☐	☐	☐	☐	☐	☐	☐
	am.	☐	☐	☐	☐	☐	☐	☐
	am.	☐	☐	☐	☐	☐	☐	☐
	pm.	☐	☐	☐	☐	☐	☐	☐
	pm.	☐	☐	☐	☐	☐	☐	☐
	am.	☐	☐	☐	☐	☐	☐	☐
	am.	☐	☐	☐	☐	☐	☐	☐
	pm.	☐	☐	☐	☐	☐	☐	☐
	pm.	☐	☐	☐	☐	☐	☐	☐
	am.	☐	☐	☐	☐	☐	☐	☐
	am.	☐	☐	☐	☐	☐	☐	☐
	pm.	☐	☐	☐	☐	☐	☐	☐
	pm.	☐	☐	☐	☐	☐	☐	☐
	am.	☐	☐	☐	☐	☐	☐	☐
	am.	☐	☐	☐	☐	☐	☐	☐
	pm.	☐	☐	☐	☐	☐	☐	☐
	pm.	☐	☐	☐	☐	☐	☐	☐

Remarques:

Début de semaine : _______   **Fin de la semaine :** _______

Médicaments et dosage quotidien	Temps	L	M	M	J	V	S	D
	am.	☐	☐	☐	☐	☐	☐	☐
	am.	☐	☐	☐	☐	☐	☐	☐
	pm.	☐	☐	☐	☐	☐	☐	☐
	pm.	☐	☐	☐	☐	☐	☐	☐
	am.	☐	☐	☐	☐	☐	☐	☐
	am.	☐	☐	☐	☐	☐	☐	☐
	pm.	☐	☐	☐	☐	☐	☐	☐
	pm.	☐	☐	☐	☐	☐	☐	☐
	am.	☐	☐	☐	☐	☐	☐	☐
	am.	☐	☐	☐	☐	☐	☐	☐
	pm.	☐	☐	☐	☐	☐	☐	☐
	pm.	☐	☐	☐	☐	☐	☐	☐
	am.	☐	☐	☐	☐	☐	☐	☐
	am.	☐	☐	☐	☐	☐	☐	☐
	pm.	☐	☐	☐	☐	☐	☐	☐
	pm.	☐	☐	☐	☐	☐	☐	☐
	am.	☐	☐	☐	☐	☐	☐	☐
	am.	☐	☐	☐	☐	☐	☐	☐
	pm.	☐	☐	☐	☐	☐	☐	☐
	pm.	☐	☐	☐	☐	☐	☐	☐
	am.	☐	☐	☐	☐	☐	☐	☐
	am.	☐	☐	☐	☐	☐	☐	☐
	pm.	☐	☐	☐	☐	☐	☐	☐
	pm.	☐	☐	☐	☐	☐	☐	☐
	am.	☐	☐	☐	☐	☐	☐	☐
	am.	☐	☐	☐	☐	☐	☐	☐
	pm.	☐	☐	☐	☐	☐	☐	☐
	pm.	☐	☐	☐	☐	☐	☐	☐
		L	M	M	J	V	S	D

Remarques:

Début de semaine : ______   **Fin de la semaine :** ______

Médicaments et dosage quotidien	Temps	L	M	M	J	V	S	D
	am.	☐	☐	☐	☐	☐	☐	☐
	am.	☐	☐	☐	☐	☐	☐	☐
	pm.	☐	☐	☐	☐	☐	☐	☐
	pm.	☐	☐	☐	☐	☐	☐	☐
	am.	☐	☐	☐	☐	☐	☐	☐
	am.	☐	☐	☐	☐	☐	☐	☐
	pm.	☐	☐	☐	☐	☐	☐	☐
	pm.	☐	☐	☐	☐	☐	☐	☐
	am.	☐	☐	☐	☐	☐	☐	☐
	am.	☐	☐	☐	☐	☐	☐	☐
	pm.	☐	☐	☐	☐	☐	☐	☐
	pm.	☐	☐	☐	☐	☐	☐	☐
	am.	☐	☐	☐	☐	☐	☐	☐
	am.	☐	☐	☐	☐	☐	☐	☐
	pm.	☐	☐	☐	☐	☐	☐	☐
	pm.	☐	☐	☐	☐	☐	☐	☐
	am.	☐	☐	☐	☐	☐	☐	☐
	am.	☐	☐	☐	☐	☐	☐	☐
	pm.	☐	☐	☐	☐	☐	☐	☐
	pm.	☐	☐	☐	☐	☐	☐	☐
	am.	☐	☐	☐	☐	☐	☐	☐
	am.	☐	☐	☐	☐	☐	☐	☐
	pm.	☐	☐	☐	☐	☐	☐	☐
	pm.	☐	☐	☐	☐	☐	☐	☐
	am.	☐	☐	☐	☐	☐	☐	☐
	am.	☐	☐	☐	☐	☐	☐	☐
	pm.	☐	☐	☐	☐	☐	☐	☐
	pm.	☐	☐	☐	☐	☐	☐	☐
Médicaments et dosage quotidien	Temps	L	M	M	J	V	S	D

Remarques:

Début de semaine : ________   **Fin de la semaine : ________**

Médicaments et dosage quotidien	Temps	L	M	M	J	V	S	D
	am.	☐	☐	☐	☐	☐	☐	☐
	am.	☐	☐	☐	☐	☐	☐	☐
	pm.	☐	☐	☐	☐	☐	☐	☐
	pm.	☐	☐	☐	☐	☐	☐	☐
	am.	☐	☐	☐	☐	☐	☐	☐
	am.	☐	☐	☐	☐	☐	☐	☐
	pm.	☐	☐	☐	☐	☐	☐	☐
	pm.	☐	☐	☐	☐	☐	☐	☐
	am.	☐	☐	☐	☐	☐	☐	☐
	am.	☐	☐	☐	☐	☐	☐	☐
	pm.	☐	☐	☐	☐	☐	☐	☐
	pm.	☐	☐	☐	☐	☐	☐	☐
	am.	☐	☐	☐	☐	☐	☐	☐
	am.	☐	☐	☐	☐	☐	☐	☐
	pm.	☐	☐	☐	☐	☐	☐	☐
	pm.	☐	☐	☐	☐	☐	☐	☐
	am.	☐	☐	☐	☐	☐	☐	☐
	am.	☐	☐	☐	☐	☐	☐	☐
	pm.	☐	☐	☐	☐	☐	☐	☐
	pm.	☐	☐	☐	☐	☐	☐	☐
	am.	☐	☐	☐	☐	☐	☐	☐
	am.	☐	☐	☐	☐	☐	☐	☐
	pm.	☐	☐	☐	☐	☐	☐	☐
	pm.	☐	☐	☐	☐	☐	☐	☐
	am.	☐	☐	☐	☐	☐	☐	☐
	am.	☐	☐	☐	☐	☐	☐	☐
	pm.	☐	☐	☐	☐	☐	☐	☐
	pm.	☐	☐	☐	☐	☐	☐	☐
	L	M	M	J	V	S	D	

Remarques:

Début de semaine : _______   **Fin de la semaine :** _______

Médicaments et dosage quotidien	Temps	L	M	M	J	V	S	D
	am.	☐	☐	☐	☐	☐	☐	☐
	am.	☐	☐	☐	☐	☐	☐	☐
	pm.	☐	☐	☐	☐	☐	☐	☐
	pm.	☐	☐	☐	☐	☐	☐	☐
	am.	☐	☐	☐	☐	☐	☐	☐
	am.	☐	☐	☐	☐	☐	☐	☐
	pm.	☐	☐	☐	☐	☐	☐	☐
	pm.	☐	☐	☐	☐	☐	☐	☐
	am.	☐	☐	☐	☐	☐	☐	☐
	am.	☐	☐	☐	☐	☐	☐	☐
	pm.	☐	☐	☐	☐	☐	☐	☐
	pm.	☐	☐	☐	☐	☐	☐	☐
	am.	☐	☐	☐	☐	☐	☐	☐
	am.	☐	☐	☐	☐	☐	☐	☐
	pm.	☐	☐	☐	☐	☐	☐	☐
	pm.	☐	☐	☐	☐	☐	☐	☐
	am.	☐	☐	☐	☐	☐	☐	☐
	am.	☐	☐	☐	☐	☐	☐	☐
	pm.	☐	☐	☐	☐	☐	☐	☐
	pm.	☐	☐	☐	☐	☐	☐	☐
	am.	☐	☐	☐	☐	☐	☐	☐
	am.	☐	☐	☐	☐	☐	☐	☐
	pm.	☐	☐	☐	☐	☐	☐	☐
	pm.	☐	☐	☐	☐	☐	☐	☐
	am.	☐	☐	☐	☐	☐	☐	☐
	am.	☐	☐	☐	☐	☐	☐	☐
	pm.	☐	☐	☐	☐	☐	☐	☐
	pm.	☐	☐	☐	☐	☐	☐	☐
	am.	☐	☐	☐	☐	☐	☐	☐
	am.	☐	☐	☐	☐	☐	☐	☐
	pm.	☐	☐	☐	☐	☐	☐	☐
	pm.	☐	☐	☐	☐	☐	☐	☐
		L	M	M	J	V	S	D

Remarques:

Début de semaine : _______   **Fin de la semaine :** _______

Médicaments et dosage quotidien	Temps	L	M	M	J	V	S	D
	am.	☐	☐	☐	☐	☐	☐	☐
	am.	☐	☐	☐	☐	☐	☐	☐
	pm.	☐	☐	☐	☐	☐	☐	☐
	pm.	☐	☐	☐	☐	☐	☐	☐
	am.	☐	☐	☐	☐	☐	☐	☐
	am.	☐	☐	☐	☐	☐	☐	☐
	pm.	☐	☐	☐	☐	☐	☐	☐
	pm.	☐	☐	☐	☐	☐	☐	☐
	am.	☐	☐	☐	☐	☐	☐	☐
	am.	☐	☐	☐	☐	☐	☐	☐
	pm.	☐	☐	☐	☐	☐	☐	☐
	pm.	☐	☐	☐	☐	☐	☐	☐
	am.	☐	☐	☐	☐	☐	☐	☐
	am.	☐	☐	☐	☐	☐	☐	☐
	pm.	☐	☐	☐	☐	☐	☐	☐
	pm.	☐	☐	☐	☐	☐	☐	☐
	am.	☐	☐	☐	☐	☐	☐	☐
	am.	☐	☐	☐	☐	☐	☐	☐
	pm.	☐	☐	☐	☐	☐	☐	☐
	pm.	☐	☐	☐	☐	☐	☐	☐
	am.	☐	☐	☐	☐	☐	☐	☐
	am.	☐	☐	☐	☐	☐	☐	☐
	pm.	☐	☐	☐	☐	☐	☐	☐
	pm.	☐	☐	☐	☐	☐	☐	☐
	am.	☐	☐	☐	☐	☐	☐	☐
	am.	☐	☐	☐	☐	☐	☐	☐
	pm.	☐	☐	☐	☐	☐	☐	☐
	pm.	☐	☐	☐	☐	☐	☐	☐
	L	M	M	J	V	S	D

Remarques:

Médicaments et dosage quotidien	Temps	L	M	M	J	V	S	D
	am.	☐	☐	☐	☐	☐	☐	☐
	am.	☐	☐	☐	☐	☐	☐	☐
	pm.	☐	☐	☐	☐	☐	☐	☐
	pm.	☐	☐	☐	☐	☐	☐	☐
	am.	☐	☐	☐	☐	☐	☐	☐
	am.	☐	☐	☐	☐	☐	☐	☐
	pm.	☐	☐	☐	☐	☐	☐	☐
	pm.	☐	☐	☐	☐	☐	☐	☐
	am.	☐	☐	☐	☐	☐	☐	☐
	am.	☐	☐	☐	☐	☐	☐	☐
	pm.	☐	☐	☐	☐	☐	☐	☐
	pm.	☐	☐	☐	☐	☐	☐	☐
	am.	☐	☐	☐	☐	☐	☐	☐
	am.	☐	☐	☐	☐	☐	☐	☐
	pm.	☐	☐	☐	☐	☐	☐	☐
	pm.	☐	☐	☐	☐	☐	☐	☐
	am.	☐	☐	☐	☐	☐	☐	☐
	am.	☐	☐	☐	☐	☐	☐	☐
	pm.	☐	☐	☐	☐	☐	☐	☐
	pm.	☐	☐	☐	☐	☐	☐	☐
	am.	☐	☐	☐	☐	☐	☐	☐
	am.	☐	☐	☐	☐	☐	☐	☐
	pm.	☐	☐	☐	☐	☐	☐	☐
	pm.	☐	☐	☐	☐	☐	☐	☐
	am.	☐	☐	☐	☐	☐	☐	☐
	am.	☐	☐	☐	☐	☐	☐	☐
	pm.	☐	☐	☐	☐	☐	☐	☐
	pm.	☐	☐	☐	☐	☐	☐	☐

Remarques:

Début de semaine : ______ **Fin de la semaine :** ______

Médicaments et dosage quotidien	Temps	L	M	M	J	V	S	D
	am.	☐	☐	☐	☐	☐	☐	☐
	am.	☐	☐	☐	☐	☐	☐	☐
	pm.	☐	☐	☐	☐	☐	☐	☐
	pm.	☐	☐	☐	☐	☐	☐	☐
	am.	☐	☐	☐	☐	☐	☐	☐
	am.	☐	☐	☐	☐	☐	☐	☐
	pm.	☐	☐	☐	☐	☐	☐	☐
	pm.	☐	☐	☐	☐	☐	☐	☐
	am.	☐	☐	☐	☐	☐	☐	☐
	am.	☐	☐	☐	☐	☐	☐	☐
	pm.	☐	☐	☐	☐	☐	☐	☐
	pm.	☐	☐	☐	☐	☐	☐	☐
	am.	☐	☐	☐	☐	☐	☐	☐
	am.	☐	☐	☐	☐	☐	☐	☐
	pm.	☐	☐	☐	☐	☐	☐	☐
	pm.	☐	☐	☐	☐	☐	☐	☐
	am.	☐	☐	☐	☐	☐	☐	☐
	am.	☐	☐	☐	☐	☐	☐	☐
	pm.	☐	☐	☐	☐	☐	☐	☐
	pm.	☐	☐	☐	☐	☐	☐	☐
	am.	☐	☐	☐	☐	☐	☐	☐
	am.	☐	☐	☐	☐	☐	☐	☐
	pm.	☐	☐	☐	☐	☐	☐	☐
	pm.	☐	☐	☐	☐	☐	☐	☐
	am.	☐	☐	☐	☐	☐	☐	☐
	am.	☐	☐	☐	☐	☐	☐	☐
	pm.	☐	☐	☐	☐	☐	☐	☐
	pm.	☐	☐	☐	☐	☐	☐	☐
		L	M	M	J	V	S	D

Remarques:

Début de semaine : ______   **Fin de la semaine :** ______

Médicaments et dosage quotidien	Temps	L	M	M	J	V	S	D
	am.	☐	☐	☐	☐	☐	☐	☐
	am.	☐	☐	☐	☐	☐	☐	☐
	pm.	☐	☐	☐	☐	☐	☐	☐
	pm.	☐	☐	☐	☐	☐	☐	☐
	am.	☐	☐	☐	☐	☐	☐	☐
	am.	☐	☐	☐	☐	☐	☐	☐
	pm.	☐	☐	☐	☐	☐	☐	☐
	pm.	☐	☐	☐	☐	☐	☐	☐
	am.	☐	☐	☐	☐	☐	☐	☐
	am.	☐	☐	☐	☐	☐	☐	☐
	pm.	☐	☐	☐	☐	☐	☐	☐
	pm.	☐	☐	☐	☐	☐	☐	☐
	am.	☐	☐	☐	☐	☐	☐	☐
	am.	☐	☐	☐	☐	☐	☐	☐
	pm.	☐	☐	☐	☐	☐	☐	☐
	pm.	☐	☐	☐	☐	☐	☐	☐
	am.	☐	☐	☐	☐	☐	☐	☐
	am.	☐	☐	☐	☐	☐	☐	☐
	pm.	☐	☐	☐	☐	☐	☐	☐
	pm.	☐	☐	☐	☐	☐	☐	☐
	am.	☐	☐	☐	☐	☐	☐	☐
	am.	☐	☐	☐	☐	☐	☐	☐
	pm.	☐	☐	☐	☐	☐	☐	☐
	pm.	☐	☐	☐	☐	☐	☐	☐
	am.	☐	☐	☐	☐	☐	☐	☐
	am.	☐	☐	☐	☐	☐	☐	☐
	pm.	☐	☐	☐	☐	☐	☐	☐
	pm.	☐	☐	☐	☐	☐	☐	☐

Remarques:

Début de semaine : _______   Fin de la semaine : _______

Médicaments et dosage quotidien	Temps	L	M	M	J	V	S	D
	am.	☐	☐	☐	☐	☐	☐	☐
	am.	☐	☐	☐	☐	☐	☐	☐
	pm.	☐	☐	☐	☐	☐	☐	☐
	pm.	☐	☐	☐	☐	☐	☐	☐
	am.	☐	☐	☐	☐	☐	☐	☐
	am.	☐	☐	☐	☐	☐	☐	☐
	pm.	☐	☐	☐	☐	☐	☐	☐
	pm.	☐	☐	☐	☐	☐	☐	☐
	am.	☐	☐	☐	☐	☐	☐	☐
	am.	☐	☐	☐	☐	☐	☐	☐
	pm.	☐	☐	☐	☐	☐	☐	☐
	pm.	☐	☐	☐	☐	☐	☐	☐
	am.	☐	☐	☐	☐	☐	☐	☐
	am.	☐	☐	☐	☐	☐	☐	☐
	pm.	☐	☐	☐	☐	☐	☐	☐
	pm.	☐	☐	☐	☐	☐	☐	☐
	am.	☐	☐	☐	☐	☐	☐	☐
	am.	☐	☐	☐	☐	☐	☐	☐
	pm.	☐	☐	☐	☐	☐	☐	☐
	pm.	☐	☐	☐	☐	☐	☐	☐
	am.	☐	☐	☐	☐	☐	☐	☐
	am.	☐	☐	☐	☐	☐	☐	☐
	pm.	☐	☐	☐	☐	☐	☐	☐
	pm.	☐	☐	☐	☐	☐	☐	☐
	am.	☐	☐	☐	☐	☐	☐	☐
	am.	☐	☐	☐	☐	☐	☐	☐
	pm.	☐	☐	☐	☐	☐	☐	☐
	pm.	☐	☐	☐	☐	☐	☐	☐
	am.	☐	☐	☐	☐	☐	☐	☐
	am.	☐	☐	☐	☐	☐	☐	☐
	pm.	☐	☐	☐	☐	☐	☐	☐
	pm.	☐	☐	☐	☐	☐	☐	☐

Remarques:

Début de semaine : ______   **Fin de la semaine :** ______

Médicaments et dosage quotidien	Temps	L	M	M	J	V	S	D
	am.	☐	☐	☐	☐	☐	☐	☐
	am.	☐	☐	☐	☐	☐	☐	☐
	pm.	☐	☐	☐	☐	☐	☐	☐
	pm.	☐	☐	☐	☐	☐	☐	☐
	am.	☐	☐	☐	☐	☐	☐	☐
	am.	☐	☐	☐	☐	☐	☐	☐
	pm.	☐	☐	☐	☐	☐	☐	☐
	pm.	☐	☐	☐	☐	☐	☐	☐
	am.	☐	☐	☐	☐	☐	☐	☐
	am.	☐	☐	☐	☐	☐	☐	☐
	pm.	☐	☐	☐	☐	☐	☐	☐
	pm.	☐	☐	☐	☐	☐	☐	☐
	am.	☐	☐	☐	☐	☐	☐	☐
	am.	☐	☐	☐	☐	☐	☐	☐
	pm.	☐	☐	☐	☐	☐	☐	☐
	pm.	☐	☐	☐	☐	☐	☐	☐
	am.	☐	☐	☐	☐	☐	☐	☐
	am.	☐	☐	☐	☐	☐	☐	☐
	pm.	☐	☐	☐	☐	☐	☐	☐
	pm.	☐	☐	☐	☐	☐	☐	☐
	am.	☐	☐	☐	☐	☐	☐	☐
	am.	☐	☐	☐	☐	☐	☐	☐
	pm.	☐	☐	☐	☐	☐	☐	☐
	pm.	☐	☐	☐	☐	☐	☐	☐
	am.	☐	☐	☐	☐	☐	☐	☐
	am.	☐	☐	☐	☐	☐	☐	☐
	pm.	☐	☐	☐	☐	☐	☐	☐
	pm.	☐	☐	☐	☐	☐	☐	☐

Remarques:

Début de semaine : _______   **Fin de la semaine :** _______

Médicaments et dosage quotidien	Temps	L	M	M	J	V	S	D
	am.	☐	☐	☐	☐	☐	☐	☐
	am.	☐	☐	☐	☐	☐	☐	☐
	pm.	☐	☐	☐	☐	☐	☐	☐
	pm.	☐	☐	☐	☐	☐	☐	☐
	am.	☐	☐	☐	☐	☐	☐	☐
	am.	☐	☐	☐	☐	☐	☐	☐
	pm.	☐	☐	☐	☐	☐	☐	☐
	pm.	☐	☐	☐	☐	☐	☐	☐
	am.	☐	☐	☐	☐	☐	☐	☐
	am.	☐	☐	☐	☐	☐	☐	☐
	pm.	☐	☐	☐	☐	☐	☐	☐
	pm.	☐	☐	☐	☐	☐	☐	☐
	am.	☐	☐	☐	☐	☐	☐	☐
	am.	☐	☐	☐	☐	☐	☐	☐
	pm.	☐	☐	☐	☐	☐	☐	☐
	pm.	☐	☐	☐	☐	☐	☐	☐
	am.	☐	☐	☐	☐	☐	☐	☐
	am.	☐	☐	☐	☐	☐	☐	☐
	pm.	☐	☐	☐	☐	☐	☐	☐
	pm.	☐	☐	☐	☐	☐	☐	☐
	am.	☐	☐	☐	☐	☐	☐	☐
	am.	☐	☐	☐	☐	☐	☐	☐
	pm.	☐	☐	☐	☐	☐	☐	☐
	pm.	☐	☐	☐	☐	☐	☐	☐
	am.	☐	☐	☐	☐	☐	☐	☐
	am.	☐	☐	☐	☐	☐	☐	☐
	pm.	☐	☐	☐	☐	☐	☐	☐
	pm.	☐	☐	☐	☐	☐	☐	☐

Remarques:

Début de semaine : _______   **Fin de la semaine :** _______

Médicaments et dosage quotidien	Temps	L	M	M	J	V	S	D
	am.	☐	☐	☐	☐	☐	☐	☐
	am.	☐	☐	☐	☐	☐	☐	☐
	pm.	☐	☐	☐	☐	☐	☐	☐
	pm.	☐	☐	☐	☐	☐	☐	☐
	am.	☐	☐	☐	☐	☐	☐	☐
	am.	☐	☐	☐	☐	☐	☐	☐
	pm.	☐	☐	☐	☐	☐	☐	☐
	pm.	☐	☐	☐	☐	☐	☐	☐
	am.	☐	☐	☐	☐	☐	☐	☐
	am.	☐	☐	☐	☐	☐	☐	☐
	pm.	☐	☐	☐	☐	☐	☐	☐
	pm.	☐	☐	☐	☐	☐	☐	☐
	am.	☐	☐	☐	☐	☐	☐	☐
	am.	☐	☐	☐	☐	☐	☐	☐
	pm.	☐	☐	☐	☐	☐	☐	☐
	pm.	☐	☐	☐	☐	☐	☐	☐
	am.	☐	☐	☐	☐	☐	☐	☐
	am.	☐	☐	☐	☐	☐	☐	☐
	pm.	☐	☐	☐	☐	☐	☐	☐
	pm.	☐	☐	☐	☐	☐	☐	☐
	am.	☐	☐	☐	☐	☐	☐	☐
	am.	☐	☐	☐	☐	☐	☐	☐
	pm.	☐	☐	☐	☐	☐	☐	☐
	pm.	☐	☐	☐	☐	☐	☐	☐
	am.	☐	☐	☐	☐	☐	☐	☐
	am.	☐	☐	☐	☐	☐	☐	☐
	pm.	☐	☐	☐	☐	☐	☐	☐
	pm.	☐	☐	☐	☐	☐	☐	☐
	am.	☐	☐	☐	☐	☐	☐	☐
	am.	☐	☐	☐	☐	☐	☐	☐
	pm.	☐	☐	☐	☐	☐	☐	☐
	pm.	☐	☐	☐	☐	☐	☐	☐

Remarques:

Médicaments et dosage quotidien	Temps	L	M	M	J	V	S	D
	am.	☐	☐	☐	☐	☐	☐	☐
	am.	☐	☐	☐	☐	☐	☐	☐
	pm.	☐	☐	☐	☐	☐	☐	☐
	pm.	☐	☐	☐	☐	☐	☐	☐
	am.	☐	☐	☐	☐	☐	☐	☐
	am.	☐	☐	☐	☐	☐	☐	☐
	pm.	☐	☐	☐	☐	☐	☐	☐
	pm.	☐	☐	☐	☐	☐	☐	☐
	am.	☐	☐	☐	☐	☐	☐	☐
	am.	☐	☐	☐	☐	☐	☐	☐
	pm.	☐	☐	☐	☐	☐	☐	☐
	pm.	☐	☐	☐	☐	☐	☐	☐
	am.	☐	☐	☐	☐	☐	☐	☐
	am.	☐	☐	☐	☐	☐	☐	☐
	pm.	☐	☐	☐	☐	☐	☐	☐
	pm.	☐	☐	☐	☐	☐	☐	☐
	am.	☐	☐	☐	☐	☐	☐	☐
	am.	☐	☐	☐	☐	☐	☐	☐
	pm.	☐	☐	☐	☐	☐	☐	☐
	pm.	☐	☐	☐	☐	☐	☐	☐
	am.	☐	☐	☐	☐	☐	☐	☐
	am.	☐	☐	☐	☐	☐	☐	☐
	pm.	☐	☐	☐	☐	☐	☐	☐
	pm.	☐	☐	☐	☐	☐	☐	☐
	am.	☐	☐	☐	☐	☐	☐	☐
	am.	☐	☐	☐	☐	☐	☐	☐
	pm.	☐	☐	☐	☐	☐	☐	☐
	pm.	☐	☐	☐	☐	☐	☐	☐
Médicaments et dosage quotidien	Temps	L	M	M	J	V	S	D

Remarques:

Début de semaine : ________   **Fin de la semaine :** ________

Médicaments et dosage quotidien	Temps	L	M	M	J	V	S	D
	am.	☐	☐	☐	☐	☐	☐	☐
	am.	☐	☐	☐	☐	☐	☐	☐
	pm.	☐	☐	☐	☐	☐	☐	☐
	pm.	☐	☐	☐	☐	☐	☐	☐
	am.	☐	☐	☐	☐	☐	☐	☐
	am.	☐	☐	☐	☐	☐	☐	☐
	pm.	☐	☐	☐	☐	☐	☐	☐
	pm.	☐	☐	☐	☐	☐	☐	☐
	am.	☐	☐	☐	☐	☐	☐	☐
	am.	☐	☐	☐	☐	☐	☐	☐
	pm.	☐	☐	☐	☐	☐	☐	☐
	pm.	☐	☐	☐	☐	☐	☐	☐
	am.	☐	☐	☐	☐	☐	☐	☐
	am.	☐	☐	☐	☐	☐	☐	☐
	pm.	☐	☐	☐	☐	☐	☐	☐
	pm.	☐	☐	☐	☐	☐	☐	☐
	am.	☐	☐	☐	☐	☐	☐	☐
	am.	☐	☐	☐	☐	☐	☐	☐
	pm.	☐	☐	☐	☐	☐	☐	☐
	pm.	☐	☐	☐	☐	☐	☐	☐
	am.	☐	☐	☐	☐	☐	☐	☐
	am.	☐	☐	☐	☐	☐	☐	☐
	pm.	☐	☐	☐	☐	☐	☐	☐
	pm.	☐	☐	☐	☐	☐	☐	☐
	am.	☐	☐	☐	☐	☐	☐	☐
	am.	☐	☐	☐	☐	☐	☐	☐
	pm.	☐	☐	☐	☐	☐	☐	☐
	pm.	☐	☐	☐	☐	☐	☐	☐
	pm.	☐	☐	☐	☐	☐	☐	☐

Remarques:

Médicaments et dosage quotidien	Temps	L	M	M	J	V	S	D
	am.	☐	☐	☐	☐	☐	☐	☐
	am.	☐	☐	☐	☐	☐	☐	☐
	pm.	☐	☐	☐	☐	☐	☐	☐
	pm.	☐	☐	☐	☐	☐	☐	☐
	am.	☐	☐	☐	☐	☐	☐	☐
	am.	☐	☐	☐	☐	☐	☐	☐
	pm.	☐	☐	☐	☐	☐	☐	☐
	pm.	☐	☐	☐	☐	☐	☐	☐
	am.	☐	☐	☐	☐	☐	☐	☐
	am.	☐	☐	☐	☐	☐	☐	☐
	pm.	☐	☐	☐	☐	☐	☐	☐
	pm.	☐	☐	☐	☐	☐	☐	☐
	am.	☐	☐	☐	☐	☐	☐	☐
	am.	☐	☐	☐	☐	☐	☐	☐
	pm.	☐	☐	☐	☐	☐	☐	☐
	pm.	☐	☐	☐	☐	☐	☐	☐
	am.	☐	☐	☐	☐	☐	☐	☐
	am.	☐	☐	☐	☐	☐	☐	☐
	pm.	☐	☐	☐	☐	☐	☐	☐
	pm.	☐	☐	☐	☐	☐	☐	☐
	am.	☐	☐	☐	☐	☐	☐	☐
	am.	☐	☐	☐	☐	☐	☐	☐
	pm.	☐	☐	☐	☐	☐	☐	☐
	pm.	☐	☐	☐	☐	☐	☐	☐
	am.	☐	☐	☐	☐	☐	☐	☐
	am.	☐	☐	☐	☐	☐	☐	☐
	pm.	☐	☐	☐	☐	☐	☐	☐
	pm.	☐	☐	☐	☐	☐	☐	☐

Remarques:

Début de semaine : __________   **Fin de la semaine :** __________

Médicaments et dosage quotidien	Temps	L	M	M	J	V	S	D
	am.	☐	☐	☐	☐	☐	☐	☐
	am.	☐	☐	☐	☐	☐	☐	☐
	pm.	☐	☐	☐	☐	☐	☐	☐
	pm.	☐	☐	☐	☐	☐	☐	☐
	am.	☐	☐	☐	☐	☐	☐	☐
	am.	☐	☐	☐	☐	☐	☐	☐
	pm.	☐	☐	☐	☐	☐	☐	☐
	pm.	☐	☐	☐	☐	☐	☐	☐
	am.	☐	☐	☐	☐	☐	☐	☐
	am.	☐	☐	☐	☐	☐	☐	☐
	pm.	☐	☐	☐	☐	☐	☐	☐
	pm.	☐	☐	☐	☐	☐	☐	☐
	am.	☐	☐	☐	☐	☐	☐	☐
	am.	☐	☐	☐	☐	☐	☐	☐
	pm.	☐	☐	☐	☐	☐	☐	☐
	pm.	☐	☐	☐	☐	☐	☐	☐
	am.	☐	☐	☐	☐	☐	☐	☐
	am.	☐	☐	☐	☐	☐	☐	☐
	pm.	☐	☐	☐	☐	☐	☐	☐
	pm.	☐	☐	☐	☐	☐	☐	☐
	am.	☐	☐	☐	☐	☐	☐	☐
	am.	☐	☐	☐	☐	☐	☐	☐
	pm.	☐	☐	☐	☐	☐	☐	☐
	pm.	☐	☐	☐	☐	☐	☐	☐
	am.	☐	☐	☐	☐	☐	☐	☐
	am.	☐	☐	☐	☐	☐	☐	☐
	pm.	☐	☐	☐	☐	☐	☐	☐
	pm.	☐	☐	☐	☐	☐	☐	☐
	pm.	☐	☐	☐	☐	☐	☐	☐

Remarques:

Début de semaine : ______   **Fin de la semaine :** ______

Médicaments et dosage quotidien	Temps	L	M	M	J	V	S	D
	am.	☐	☐	☐	☐	☐	☐	☐
	am.	☐	☐	☐	☐	☐	☐	☐
	pm.	☐	☐	☐	☐	☐	☐	☐
	pm.	☐	☐	☐	☐	☐	☐	☐
	am.	☐	☐	☐	☐	☐	☐	☐
	am.	☐	☐	☐	☐	☐	☐	☐
	pm.	☐	☐	☐	☐	☐	☐	☐
	pm.	☐	☐	☐	☐	☐	☐	☐
	am.	☐	☐	☐	☐	☐	☐	☐
	am.	☐	☐	☐	☐	☐	☐	☐
	pm.	☐	☐	☐	☐	☐	☐	☐
	pm.	☐	☐	☐	☐	☐	☐	☐
	am.	☐	☐	☐	☐	☐	☐	☐
	am.	☐	☐	☐	☐	☐	☐	☐
	pm.	☐	☐	☐	☐	☐	☐	☐
	pm.	☐	☐	☐	☐	☐	☐	☐
	am.	☐	☐	☐	☐	☐	☐	☐
	am.	☐	☐	☐	☐	☐	☐	☐
	pm.	☐	☐	☐	☐	☐	☐	☐
	pm.	☐	☐	☐	☐	☐	☐	☐
	am.	☐	☐	☐	☐	☐	☐	☐
	am.	☐	☐	☐	☐	☐	☐	☐
	pm.	☐	☐	☐	☐	☐	☐	☐
	pm.	☐	☐	☐	☐	☐	☐	☐
	am.	☐	☐	☐	☐	☐	☐	☐
	am.	☐	☐	☐	☐	☐	☐	☐
	pm.	☐	☐	☐	☐	☐	☐	☐
	pm.	☐	☐	☐	☐	☐	☐	☐

Remarques:

Début de semaine : _______   **Fin de la semaine : _______**

Médicaments et dosage quotidien	Temps	L	M	M	J	V	S	D
	am.	☐	☐	☐	☐	☐	☐	☐
	am.	☐	☐	☐	☐	☐	☐	☐
	pm.	☐	☐	☐	☐	☐	☐	☐
	pm.	☐	☐	☐	☐	☐	☐	☐
	am.	☐	☐	☐	☐	☐	☐	☐
	am.	☐	☐	☐	☐	☐	☐	☐
	pm.	☐	☐	☐	☐	☐	☐	☐
	pm.	☐	☐	☐	☐	☐	☐	☐
	am.	☐	☐	☐	☐	☐	☐	☐
	am.	☐	☐	☐	☐	☐	☐	☐
	pm.	☐	☐	☐	☐	☐	☐	☐
	pm.	☐	☐	☐	☐	☐	☐	☐
	am.	☐	☐	☐	☐	☐	☐	☐
	am.	☐	☐	☐	☐	☐	☐	☐
	pm.	☐	☐	☐	☐	☐	☐	☐
	pm.	☐	☐	☐	☐	☐	☐	☐
	am.	☐	☐	☐	☐	☐	☐	☐
	am.	☐	☐	☐	☐	☐	☐	☐
	pm.	☐	☐	☐	☐	☐	☐	☐
	pm.	☐	☐	☐	☐	☐	☐	☐
	am.	☐	☐	☐	☐	☐	☐	☐
	am.	☐	☐	☐	☐	☐	☐	☐
	pm.	☐	☐	☐	☐	☐	☐	☐
	pm.	☐	☐	☐	☐	☐	☐	☐
	am.	☐	☐	☐	☐	☐	☐	☐
	am.	☐	☐	☐	☐	☐	☐	☐
	pm.	☐	☐	☐	☐	☐	☐	☐
	pm.	☐	☐	☐	☐	☐	☐	☐

Remarques:

Début de semaine : _______   Fin de la semaine : _______

Médicaments et dosage quotidien	Temps	L	M	M	J	V	S	D
	am.	☐	☐	☐	☐	☐	☐	☐
	am.	☐	☐	☐	☐	☐	☐	☐
	pm.	☐	☐	☐	☐	☐	☐	☐
	pm.	☐	☐	☐	☐	☐	☐	☐
	am.	☐	☐	☐	☐	☐	☐	☐
	am.	☐	☐	☐	☐	☐	☐	☐
	pm.	☐	☐	☐	☐	☐	☐	☐
	pm.	☐	☐	☐	☐	☐	☐	☐
	am.	☐	☐	☐	☐	☐	☐	☐
	am.	☐	☐	☐	☐	☐	☐	☐
	pm.	☐	☐	☐	☐	☐	☐	☐
	pm.	☐	☐	☐	☐	☐	☐	☐
	am.	☐	☐	☐	☐	☐	☐	☐
	am.	☐	☐	☐	☐	☐	☐	☐
	pm.	☐	☐	☐	☐	☐	☐	☐
	pm.	☐	☐	☐	☐	☐	☐	☐
	am.	☐	☐	☐	☐	☐	☐	☐
	am.	☐	☐	☐	☐	☐	☐	☐
	pm.	☐	☐	☐	☐	☐	☐	☐
	pm.	☐	☐	☐	☐	☐	☐	☐
	am.	☐	☐	☐	☐	☐	☐	☐
	am.	☐	☐	☐	☐	☐	☐	☐
	pm.	☐	☐	☐	☐	☐	☐	☐
	pm.	☐	☐	☐	☐	☐	☐	☐
	am.	☐	☐	☐	☐	☐	☐	☐
	am.	☐	☐	☐	☐	☐	☐	☐
	pm.	☐	☐	☐	☐	☐	☐	☐
	pm.	☐	☐	☐	☐	☐	☐	☐

Remarques:

Début de semaine : ______   **Fin de la semaine :** ______

Médicaments et dosage quotidien	Temps	L	M	M	J	V	S	D
	am.	☐	☐	☐	☐	☐	☐	☐
	am.	☐	☐	☐	☐	☐	☐	☐
	pm.	☐	☐	☐	☐	☐	☐	☐
	pm.	☐	☐	☐	☐	☐	☐	☐
	am.	☐	☐	☐	☐	☐	☐	☐
	am.	☐	☐	☐	☐	☐	☐	☐
	pm.	☐	☐	☐	☐	☐	☐	☐
	pm.	☐	☐	☐	☐	☐	☐	☐
	am.	☐	☐	☐	☐	☐	☐	☐
	am.	☐	☐	☐	☐	☐	☐	☐
	pm.	☐	☐	☐	☐	☐	☐	☐
	pm.	☐	☐	☐	☐	☐	☐	☐
	am.	☐	☐	☐	☐	☐	☐	☐
	am.	☐	☐	☐	☐	☐	☐	☐
	pm.	☐	☐	☐	☐	☐	☐	☐
	pm.	☐	☐	☐	☐	☐	☐	☐
	am.	☐	☐	☐	☐	☐	☐	☐
	am.	☐	☐	☐	☐	☐	☐	☐
	pm.	☐	☐	☐	☐	☐	☐	☐
	pm.	☐	☐	☐	☐	☐	☐	☐
	am.	☐	☐	☐	☐	☐	☐	☐
	am.	☐	☐	☐	☐	☐	☐	☐
	pm.	☐	☐	☐	☐	☐	☐	☐
	pm.	☐	☐	☐	☐	☐	☐	☐
	am.	☐	☐	☐	☐	☐	☐	☐
	am.	☐	☐	☐	☐	☐	☐	☐
	pm.	☐	☐	☐	☐	☐	☐	☐
	pm.	☐	☐	☐	☐	☐	☐	☐
	pm.	☐	☐	☐	☐	☐	☐	☐

Remarques:

Début de semaine : _______   **Fin de la semaine :** _______

Médicaments et dosage quotidien	Temps	L	M	M	J	V	S	D
	am.	☐	☐	☐	☐	☐	☐	☐
	am.	☐	☐	☐	☐	☐	☐	☐
	pm.	☐	☐	☐	☐	☐	☐	☐
	pm.	☐	☐	☐	☐	☐	☐	☐
	am.	☐	☐	☐	☐	☐	☐	☐
	am.	☐	☐	☐	☐	☐	☐	☐
	pm.	☐	☐	☐	☐	☐	☐	☐
	pm.	☐	☐	☐	☐	☐	☐	☐
	am.	☐	☐	☐	☐	☐	☐	☐
	am.	☐	☐	☐	☐	☐	☐	☐
	pm.	☐	☐	☐	☐	☐	☐	☐
	pm.	☐	☐	☐	☐	☐	☐	☐
	am.	☐	☐	☐	☐	☐	☐	☐
	am.	☐	☐	☐	☐	☐	☐	☐
	pm.	☐	☐	☐	☐	☐	☐	☐
	pm.	☐	☐	☐	☐	☐	☐	☐
	am.	☐	☐	☐	☐	☐	☐	☐
	am.	☐	☐	☐	☐	☐	☐	☐
	pm.	☐	☐	☐	☐	☐	☐	☐
	pm.	☐	☐	☐	☐	☐	☐	☐
	am.	☐	☐	☐	☐	☐	☐	☐
	am.	☐	☐	☐	☐	☐	☐	☐
	pm.	☐	☐	☐	☐	☐	☐	☐
	pm.	☐	☐	☐	☐	☐	☐	☐
	am.	☐	☐	☐	☐	☐	☐	☐
	am.	☐	☐	☐	☐	☐	☐	☐
	pm.	☐	☐	☐	☐	☐	☐	☐
	pm.	☐	☐	☐	☐	☐	☐	☐

Remarques:

Début de semaine : _______   **Fin de la semaine :** _______

Médicaments et dosage quotidien	Temps	L	M	M	J	V	S	D
	am.	☐	☐	☐	☐	☐	☐	☐
	am.	☐	☐	☐	☐	☐	☐	☐
	pm.	☐	☐	☐	☐	☐	☐	☐
	pm.	☐	☐	☐	☐	☐	☐	☐
	am.	☐	☐	☐	☐	☐	☐	☐
	am.	☐	☐	☐	☐	☐	☐	☐
	pm.	☐	☐	☐	☐	☐	☐	☐
	pm.	☐	☐	☐	☐	☐	☐	☐
	am.	☐	☐	☐	☐	☐	☐	☐
	am.	☐	☐	☐	☐	☐	☐	☐
	pm.	☐	☐	☐	☐	☐	☐	☐
	pm.	☐	☐	☐	☐	☐	☐	☐
	am.	☐	☐	☐	☐	☐	☐	☐
	am.	☐	☐	☐	☐	☐	☐	☐
	pm.	☐	☐	☐	☐	☐	☐	☐
	pm.	☐	☐	☐	☐	☐	☐	☐
	am.	☐	☐	☐	☐	☐	☐	☐
	am.	☐	☐	☐	☐	☐	☐	☐
	pm.	☐	☐	☐	☐	☐	☐	☐
	pm.	☐	☐	☐	☐	☐	☐	☐
	am.	☐	☐	☐	☐	☐	☐	☐
	am.	☐	☐	☐	☐	☐	☐	☐
	pm.	☐	☐	☐	☐	☐	☐	☐
	pm.	☐	☐	☐	☐	☐	☐	☐
	am.	☐	☐	☐	☐	☐	☐	☐
	am.	☐	☐	☐	☐	☐	☐	☐
	pm.	☐	☐	☐	☐	☐	☐	☐
	pm.	☐	☐	☐	☐	☐	☐	☐
Médicaments et dosage quotidien	Temps	L	M	M	J	V	S	D

Remarques:

Début de semaine : _______   **Fin de la semaine :** _______

Médicaments et dosage quotidien	Temps	L	M	M	J	V	S	D
	am.	☐	☐	☐	☐	☐	☐	☐
	am.	☐	☐	☐	☐	☐	☐	☐
	pm.	☐	☐	☐	☐	☐	☐	☐
	pm.	☐	☐	☐	☐	☐	☐	☐
	am.	☐	☐	☐	☐	☐	☐	☐
	am.	☐	☐	☐	☐	☐	☐	☐
	pm.	☐	☐	☐	☐	☐	☐	☐
	pm.	☐	☐	☐	☐	☐	☐	☐
	am.	☐	☐	☐	☐	☐	☐	☐
	am.	☐	☐	☐	☐	☐	☐	☐
	pm.	☐	☐	☐	☐	☐	☐	☐
	pm.	☐	☐	☐	☐	☐	☐	☐
	am.	☐	☐	☐	☐	☐	☐	☐
	am.	☐	☐	☐	☐	☐	☐	☐
	pm.	☐	☐	☐	☐	☐	☐	☐
	pm.	☐	☐	☐	☐	☐	☐	☐
	am.	☐	☐	☐	☐	☐	☐	☐
	am.	☐	☐	☐	☐	☐	☐	☐
	pm.	☐	☐	☐	☐	☐	☐	☐
	pm.	☐	☐	☐	☐	☐	☐	☐
	am.	☐	☐	☐	☐	☐	☐	☐
	am.	☐	☐	☐	☐	☐	☐	☐
	pm.	☐	☐	☐	☐	☐	☐	☐
	pm.	☐	☐	☐	☐	☐	☐	☐
	am.	☐	☐	☐	☐	☐	☐	☐
	am.	☐	☐	☐	☐	☐	☐	☐
	pm.	☐	☐	☐	☐	☐	☐	☐
	pm.	☐	☐	☐	☐	☐	☐	☐
	Temps	L	M	M	J	V	S	D

Remarques:

Début de semaine : _______ **Fin de la semaine :** _______

Médicaments et dosage quotidien	Temps	L	M	M	J	V	S	D
	am.	☐	☐	☐	☐	☐	☐	☐
	am.	☐	☐	☐	☐	☐	☐	☐
	pm.	☐	☐	☐	☐	☐	☐	☐
	pm.	☐	☐	☐	☐	☐	☐	☐
	am.	☐	☐	☐	☐	☐	☐	☐
	am.	☐	☐	☐	☐	☐	☐	☐
	pm.	☐	☐	☐	☐	☐	☐	☐
	pm.	☐	☐	☐	☐	☐	☐	☐
	am.	☐	☐	☐	☐	☐	☐	☐
	am.	☐	☐	☐	☐	☐	☐	☐
	pm.	☐	☐	☐	☐	☐	☐	☐
	pm.	☐	☐	☐	☐	☐	☐	☐
	am.	☐	☐	☐	☐	☐	☐	☐
	am.	☐	☐	☐	☐	☐	☐	☐
	pm.	☐	☐	☐	☐	☐	☐	☐
	pm.	☐	☐	☐	☐	☐	☐	☐
	am.	☐	☐	☐	☐	☐	☐	☐
	am.	☐	☐	☐	☐	☐	☐	☐
	pm.	☐	☐	☐	☐	☐	☐	☐
	pm.	☐	☐	☐	☐	☐	☐	☐
	am.	☐	☐	☐	☐	☐	☐	☐
	am.	☐	☐	☐	☐	☐	☐	☐
	pm.	☐	☐	☐	☐	☐	☐	☐
	pm.	☐	☐	☐	☐	☐	☐	☐
	am.	☐	☐	☐	☐	☐	☐	☐
	am.	☐	☐	☐	☐	☐	☐	☐
	pm.	☐	☐	☐	☐	☐	☐	☐
	pm.	☐	☐	☐	☐	☐	☐	☐

Remarques:

Début de semaine : _______   **Fin de la semaine :** _______

Médicaments et dosage quotidien	Temps	L	M	M	J	V	S	D
	am.	☐	☐	☐	☐	☐	☐	☐
	am.	☐	☐	☐	☐	☐	☐	☐
	pm.	☐	☐	☐	☐	☐	☐	☐
	pm.	☐	☐	☐	☐	☐	☐	☐
	am.	☐	☐	☐	☐	☐	☐	☐
	am.	☐	☐	☐	☐	☐	☐	☐
	pm.	☐	☐	☐	☐	☐	☐	☐
	pm.	☐	☐	☐	☐	☐	☐	☐
	am.	☐	☐	☐	☐	☐	☐	☐
	am.	☐	☐	☐	☐	☐	☐	☐
	pm.	☐	☐	☐	☐	☐	☐	☐
	pm.	☐	☐	☐	☐	☐	☐	☐
	am.	☐	☐	☐	☐	☐	☐	☐
	am.	☐	☐	☐	☐	☐	☐	☐
	pm.	☐	☐	☐	☐	☐	☐	☐
	pm.	☐	☐	☐	☐	☐	☐	☐
	am.	☐	☐	☐	☐	☐	☐	☐
	am.	☐	☐	☐	☐	☐	☐	☐
	pm.	☐	☐	☐	☐	☐	☐	☐
	pm.	☐	☐	☐	☐	☐	☐	☐
	am.	☐	☐	☐	☐	☐	☐	☐
	am.	☐	☐	☐	☐	☐	☐	☐
	pm.	☐	☐	☐	☐	☐	☐	☐
	pm.	☐	☐	☐	☐	☐	☐	☐
	am.	☐	☐	☐	☐	☐	☐	☐
	am.	☐	☐	☐	☐	☐	☐	☐
	pm.	☐	☐	☐	☐	☐	☐	☐
	pm.	☐	☐	☐	☐	☐	☐	☐
	Temps	**L**	**M**	**M**	**J**	**V**	**S**	**D**

Remarques:

Début de semaine : _______   **Fin de la semaine : _______**

Médicaments et dosage quotidien	Temps	L	M	M	J	V	S	D
	am.	☐	☐	☐	☐	☐	☐	☐
	am.	☐	☐	☐	☐	☐	☐	☐
	pm.	☐	☐	☐	☐	☐	☐	☐
	pm.	☐	☐	☐	☐	☐	☐	☐
	am.	☐	☐	☐	☐	☐	☐	☐
	am.	☐	☐	☐	☐	☐	☐	☐
	pm.	☐	☐	☐	☐	☐	☐	☐
	pm.	☐	☐	☐	☐	☐	☐	☐
	am.	☐	☐	☐	☐	☐	☐	☐
	am.	☐	☐	☐	☐	☐	☐	☐
	pm.	☐	☐	☐	☐	☐	☐	☐
	pm.	☐	☐	☐	☐	☐	☐	☐
	am.	☐	☐	☐	☐	☐	☐	☐
	am.	☐	☐	☐	☐	☐	☐	☐
	pm.	☐	☐	☐	☐	☐	☐	☐
	pm.	☐	☐	☐	☐	☐	☐	☐
	am.	☐	☐	☐	☐	☐	☐	☐
	am.	☐	☐	☐	☐	☐	☐	☐
	pm.	☐	☐	☐	☐	☐	☐	☐
	pm.	☐	☐	☐	☐	☐	☐	☐
	am.	☐	☐	☐	☐	☐	☐	☐
	am.	☐	☐	☐	☐	☐	☐	☐
	pm.	☐	☐	☐	☐	☐	☐	☐
	pm.	☐	☐	☐	☐	☐	☐	☐
	am.	☐	☐	☐	☐	☐	☐	☐
	am.	☐	☐	☐	☐	☐	☐	☐
	pm.	☐	☐	☐	☐	☐	☐	☐
	pm.	☐	☐	☐	☐	☐	☐	☐

Remarques:

Début de semaine : ________   **Fin de la semaine :** ________

Médicaments et dosage quotidien	Temps	L	M	M	J	V	S	D
	am.	☐	☐	☐	☐	☐	☐	☐
	am.	☐	☐	☐	☐	☐	☐	☐
	pm.	☐	☐	☐	☐	☐	☐	☐
	pm.	☐	☐	☐	☐	☐	☐	☐
	am.	☐	☐	☐	☐	☐	☐	☐
	am.	☐	☐	☐	☐	☐	☐	☐
	pm.	☐	☐	☐	☐	☐	☐	☐
	pm.	☐	☐	☐	☐	☐	☐	☐
	am.	☐	☐	☐	☐	☐	☐	☐
	am.	☐	☐	☐	☐	☐	☐	☐
	pm.	☐	☐	☐	☐	☐	☐	☐
	pm.	☐	☐	☐	☐	☐	☐	☐
	am.	☐	☐	☐	☐	☐	☐	☐
	am.	☐	☐	☐	☐	☐	☐	☐
	pm.	☐	☐	☐	☐	☐	☐	☐
	pm.	☐	☐	☐	☐	☐	☐	☐
	am.	☐	☐	☐	☐	☐	☐	☐
	am.	☐	☐	☐	☐	☐	☐	☐
	pm.	☐	☐	☐	☐	☐	☐	☐
	pm.	☐	☐	☐	☐	☐	☐	☐
	am.	☐	☐	☐	☐	☐	☐	☐
	am.	☐	☐	☐	☐	☐	☐	☐
	pm.	☐	☐	☐	☐	☐	☐	☐
	pm.	☐	☐	☐	☐	☐	☐	☐
	am.	☐	☐	☐	☐	☐	☐	☐
	am.	☐	☐	☐	☐	☐	☐	☐
	pm.	☐	☐	☐	☐	☐	☐	☐
	pm.	☐	☐	☐	☐	☐	☐	☐

Remarques:

Début de semaine : _______   **Fin de la semaine :** _______

Médicaments et dosage quotidien	Temps	L	M	M	J	V	S	D
	am.	☐	☐	☐	☐	☐	☐	☐
	am.	☐	☐	☐	☐	☐	☐	☐
	pm.	☐	☐	☐	☐	☐	☐	☐
	pm.	☐	☐	☐	☐	☐	☐	☐
	am.	☐	☐	☐	☐	☐	☐	☐
	am.	☐	☐	☐	☐	☐	☐	☐
	pm.	☐	☐	☐	☐	☐	☐	☐
	pm.	☐	☐	☐	☐	☐	☐	☐
	am.	☐	☐	☐	☐	☐	☐	☐
	am.	☐	☐	☐	☐	☐	☐	☐
	pm.	☐	☐	☐	☐	☐	☐	☐
	pm.	☐	☐	☐	☐	☐	☐	☐
	am.	☐	☐	☐	☐	☐	☐	☐
	am.	☐	☐	☐	☐	☐	☐	☐
	pm.	☐	☐	☐	☐	☐	☐	☐
	pm.	☐	☐	☐	☐	☐	☐	☐
	am.	☐	☐	☐	☐	☐	☐	☐
	am.	☐	☐	☐	☐	☐	☐	☐
	pm.	☐	☐	☐	☐	☐	☐	☐
	pm.	☐	☐	☐	☐	☐	☐	☐
	am.	☐	☐	☐	☐	☐	☐	☐
	am.	☐	☐	☐	☐	☐	☐	☐
	pm.	☐	☐	☐	☐	☐	☐	☐
	pm.	☐	☐	☐	☐	☐	☐	☐
	am.	☐	☐	☐	☐	☐	☐	☐
	am.	☐	☐	☐	☐	☐	☐	☐
	pm.	☐	☐	☐	☐	☐	☐	☐
	pm.	☐	☐	☐	☐	☐	☐	☐
Médicaments et dosage quotidien	pm.	☐	☐	☐	☐	☐	☐	☐

Remarques:

Début de semaine : _______   **Fin de la semaine :** _______

Médicaments et dosage quotidien	Temps	L	M	M	J	V	S	D
	am.	☐	☐	☐	☐	☐	☐	☐
	am.	☐	☐	☐	☐	☐	☐	☐
	pm.	☐	☐	☐	☐	☐	☐	☐
	pm.	☐	☐	☐	☐	☐	☐	☐
	am.	☐	☐	☐	☐	☐	☐	☐
	am.	☐	☐	☐	☐	☐	☐	☐
	pm.	☐	☐	☐	☐	☐	☐	☐
	pm.	☐	☐	☐	☐	☐	☐	☐
	am.	☐	☐	☐	☐	☐	☐	☐
	am.	☐	☐	☐	☐	☐	☐	☐
	pm.	☐	☐	☐	☐	☐	☐	☐
	pm.	☐	☐	☐	☐	☐	☐	☐
	am.	☐	☐	☐	☐	☐	☐	☐
	am.	☐	☐	☐	☐	☐	☐	☐
	pm.	☐	☐	☐	☐	☐	☐	☐
	pm.	☐	☐	☐	☐	☐	☐	☐
	am.	☐	☐	☐	☐	☐	☐	☐
	am.	☐	☐	☐	☐	☐	☐	☐
	pm.	☐	☐	☐	☐	☐	☐	☐
	pm.	☐	☐	☐	☐	☐	☐	☐
	am.	☐	☐	☐	☐	☐	☐	☐
	am.	☐	☐	☐	☐	☐	☐	☐
	pm.	☐	☐	☐	☐	☐	☐	☐
	pm.	☐	☐	☐	☐	☐	☐	☐
	am.	☐	☐	☐	☐	☐	☐	☐
	am.	☐	☐	☐	☐	☐	☐	☐
	pm.	☐	☐	☐	☐	☐	☐	☐
	pm.	☐	☐	☐	☐	☐	☐	☐

Remarques:

Début de semaine : _______ **Fin de la semaine :** _______

Médicaments et dosage quotidien	Temps	L	M	M	J	V	S	D
	am.	☐	☐	☐	☐	☐	☐	☐
	am.	☐	☐	☐	☐	☐	☐	☐
	pm.	☐	☐	☐	☐	☐	☐	☐
	pm.	☐	☐	☐	☐	☐	☐	☐
	am.	☐	☐	☐	☐	☐	☐	☐
	am.	☐	☐	☐	☐	☐	☐	☐
	pm.	☐	☐	☐	☐	☐	☐	☐
	pm.	☐	☐	☐	☐	☐	☐	☐
	am.	☐	☐	☐	☐	☐	☐	☐
	am.	☐	☐	☐	☐	☐	☐	☐
	pm.	☐	☐	☐	☐	☐	☐	☐
	pm.	☐	☐	☐	☐	☐	☐	☐
	am.	☐	☐	☐	☐	☐	☐	☐
	am.	☐	☐	☐	☐	☐	☐	☐
	pm.	☐	☐	☐	☐	☐	☐	☐
	pm.	☐	☐	☐	☐	☐	☐	☐
	am.	☐	☐	☐	☐	☐	☐	☐
	am.	☐	☐	☐	☐	☐	☐	☐
	pm.	☐	☐	☐	☐	☐	☐	☐
	pm.	☐	☐	☐	☐	☐	☐	☐
	am.	☐	☐	☐	☐	☐	☐	☐
	am.	☐	☐	☐	☐	☐	☐	☐
	pm.	☐	☐	☐	☐	☐	☐	☐
	pm.	☐	☐	☐	☐	☐	☐	☐
	am.	☐	☐	☐	☐	☐	☐	☐
	am.	☐	☐	☐	☐	☐	☐	☐
	pm.	☐	☐	☐	☐	☐	☐	☐
	pm.	☐	☐	☐	☐	☐	☐	☐
	am.	☐	☐	☐	☐	☐	☐	☐
	am.	☐	☐	☐	☐	☐	☐	☐
	pm.	☐	☐	☐	☐	☐	☐	☐
	pm.	☐	☐	☐	☐	☐	☐	☐

Remarques:

Début de semaine : _______   **Fin de la semaine :** _______

Médicaments et dosage quotidien	Temps	L	M	M	J	V	S	D
	am.	☐	☐	☐	☐	☐	☐	☐
	am.	☐	☐	☐	☐	☐	☐	☐
	pm.	☐	☐	☐	☐	☐	☐	☐
	pm.	☐	☐	☐	☐	☐	☐	☐
	am.	☐	☐	☐	☐	☐	☐	☐
	am.	☐	☐	☐	☐	☐	☐	☐
	pm.	☐	☐	☐	☐	☐	☐	☐
	pm.	☐	☐	☐	☐	☐	☐	☐
	am.	☐	☐	☐	☐	☐	☐	☐
	am.	☐	☐	☐	☐	☐	☐	☐
	pm.	☐	☐	☐	☐	☐	☐	☐
	pm.	☐	☐	☐	☐	☐	☐	☐
	am.	☐	☐	☐	☐	☐	☐	☐
	am.	☐	☐	☐	☐	☐	☐	☐
	pm.	☐	☐	☐	☐	☐	☐	☐
	pm.	☐	☐	☐	☐	☐	☐	☐
	am.	☐	☐	☐	☐	☐	☐	☐
	am.	☐	☐	☐	☐	☐	☐	☐
	pm.	☐	☐	☐	☐	☐	☐	☐
	pm.	☐	☐	☐	☐	☐	☐	☐
	am.	☐	☐	☐	☐	☐	☐	☐
	am.	☐	☐	☐	☐	☐	☐	☐
	pm.	☐	☐	☐	☐	☐	☐	☐
	pm.	☐	☐	☐	☐	☐	☐	☐
	am.	☐	☐	☐	☐	☐	☐	☐
	am.	☐	☐	☐	☐	☐	☐	☐
	pm.	☐	☐	☐	☐	☐	☐	☐
	pm.	☐	☐	☐	☐	☐	☐	☐
		L	M	M	J	V	S	D

Remarques:

Début de semaine : _______   **Fin de la semaine :** _______

Médicaments et dosage quotidien	Temps	L	M	M	J	V	S	D
	am.	☐	☐	☐	☐	☐	☐	☐
	am.	☐	☐	☐	☐	☐	☐	☐
	pm.	☐	☐	☐	☐	☐	☐	☐
	pm.	☐	☐	☐	☐	☐	☐	☐
	am.	☐	☐	☐	☐	☐	☐	☐
	am.	☐	☐	☐	☐	☐	☐	☐
	pm.	☐	☐	☐	☐	☐	☐	☐
	pm.	☐	☐	☐	☐	☐	☐	☐
	am.	☐	☐	☐	☐	☐	☐	☐
	am.	☐	☐	☐	☐	☐	☐	☐
	pm.	☐	☐	☐	☐	☐	☐	☐
	pm.	☐	☐	☐	☐	☐	☐	☐
	am.	☐	☐	☐	☐	☐	☐	☐
	am.	☐	☐	☐	☐	☐	☐	☐
	pm.	☐	☐	☐	☐	☐	☐	☐
	pm.	☐	☐	☐	☐	☐	☐	☐
	am.	☐	☐	☐	☐	☐	☐	☐
	am.	☐	☐	☐	☐	☐	☐	☐
	pm.	☐	☐	☐	☐	☐	☐	☐
	pm.	☐	☐	☐	☐	☐	☐	☐
	am.	☐	☐	☐	☐	☐	☐	☐
	am.	☐	☐	☐	☐	☐	☐	☐
	pm.	☐	☐	☐	☐	☐	☐	☐
	pm.	☐	☐	☐	☐	☐	☐	☐
	am.	☐	☐	☐	☐	☐	☐	☐
	am.	☐	☐	☐	☐	☐	☐	☐
	pm.	☐	☐	☐	☐	☐	☐	☐
	pm.	☐	☐	☐	☐	☐	☐	☐

Remarques:

Début de semaine : _______   **Fin de la semaine :** _______

Médicaments et dosage quotidien	Temps	L	M	M	J	V	S	D
	am.	☐	☐	☐	☐	☐	☐	☐
	am.	☐	☐	☐	☐	☐	☐	☐
	pm.	☐	☐	☐	☐	☐	☐	☐
	pm.	☐	☐	☐	☐	☐	☐	☐
	am.	☐	☐	☐	☐	☐	☐	☐
	am.	☐	☐	☐	☐	☐	☐	☐
	pm.	☐	☐	☐	☐	☐	☐	☐
	pm.	☐	☐	☐	☐	☐	☐	☐
	am.	☐	☐	☐	☐	☐	☐	☐
	am.	☐	☐	☐	☐	☐	☐	☐
	pm.	☐	☐	☐	☐	☐	☐	☐
	pm.	☐	☐	☐	☐	☐	☐	☐
	am.	☐	☐	☐	☐	☐	☐	☐
	am.	☐	☐	☐	☐	☐	☐	☐
	pm.	☐	☐	☐	☐	☐	☐	☐
	pm.	☐	☐	☐	☐	☐	☐	☐
	am.	☐	☐	☐	☐	☐	☐	☐
	am.	☐	☐	☐	☐	☐	☐	☐
	pm.	☐	☐	☐	☐	☐	☐	☐
	pm.	☐	☐	☐	☐	☐	☐	☐
	am.	☐	☐	☐	☐	☐	☐	☐
	am.	☐	☐	☐	☐	☐	☐	☐
	pm.	☐	☐	☐	☐	☐	☐	☐
	pm.	☐	☐	☐	☐	☐	☐	☐
	am.	☐	☐	☐	☐	☐	☐	☐
	am.	☐	☐	☐	☐	☐	☐	☐
	pm.	☐	☐	☐	☐	☐	☐	☐
	pm.	☐	☐	☐	☐	☐	☐	☐

Remarques:

Début de semaine : _______   **Fin de la semaine :** _______

Médicaments et dosage quotidien	Temps	L	M	M	J	V	S	D
	am.	☐	☐	☐	☐	☐	☐	☐
	am.	☐	☐	☐	☐	☐	☐	☐
	pm.	☐	☐	☐	☐	☐	☐	☐
	pm.	☐	☐	☐	☐	☐	☐	☐
	am.	☐	☐	☐	☐	☐	☐	☐
	am.	☐	☐	☐	☐	☐	☐	☐
	pm.	☐	☐	☐	☐	☐	☐	☐
	pm.	☐	☐	☐	☐	☐	☐	☐
	am.	☐	☐	☐	☐	☐	☐	☐
	am.	☐	☐	☐	☐	☐	☐	☐
	pm.	☐	☐	☐	☐	☐	☐	☐
	pm.	☐	☐	☐	☐	☐	☐	☐
	am.	☐	☐	☐	☐	☐	☐	☐
	am.	☐	☐	☐	☐	☐	☐	☐
	pm.	☐	☐	☐	☐	☐	☐	☐
	pm.	☐	☐	☐	☐	☐	☐	☐
	am.	☐	☐	☐	☐	☐	☐	☐
	am.	☐	☐	☐	☐	☐	☐	☐
	pm.	☐	☐	☐	☐	☐	☐	☐
	pm.	☐	☐	☐	☐	☐	☐	☐
	am.	☐	☐	☐	☐	☐	☐	☐
	am.	☐	☐	☐	☐	☐	☐	☐
	pm.	☐	☐	☐	☐	☐	☐	☐
	pm.	☐	☐	☐	☐	☐	☐	☐
	am.	☐	☐	☐	☐	☐	☐	☐
	am.	☐	☐	☐	☐	☐	☐	☐
	pm.	☐	☐	☐	☐	☐	☐	☐
	pm.	☐	☐	☐	☐	☐	☐	☐
Médicaments et dosage quotidien	pm.	☐	☐	☐	☐	☐	☐	☐

Remarques:

Début de semaine : _______   **Fin de la semaine :** _______

Médicaments et dosage quotidien	Temps	L	M	M	J	V	S	D
	am.	☐	☐	☐	☐	☐	☐	☐
	am.	☐	☐	☐	☐	☐	☐	☐
	pm.	☐	☐	☐	☐	☐	☐	☐
	pm.	☐	☐	☐	☐	☐	☐	☐
	am.	☐	☐	☐	☐	☐	☐	☐
	am.	☐	☐	☐	☐	☐	☐	☐
	pm.	☐	☐	☐	☐	☐	☐	☐
	pm.	☐	☐	☐	☐	☐	☐	☐
	am.	☐	☐	☐	☐	☐	☐	☐
	am.	☐	☐	☐	☐	☐	☐	☐
	pm.	☐	☐	☐	☐	☐	☐	☐
	pm.	☐	☐	☐	☐	☐	☐	☐
	am.	☐	☐	☐	☐	☐	☐	☐
	am.	☐	☐	☐	☐	☐	☐	☐
	pm.	☐	☐	☐	☐	☐	☐	☐
	pm.	☐	☐	☐	☐	☐	☐	☐
	am.	☐	☐	☐	☐	☐	☐	☐
	am.	☐	☐	☐	☐	☐	☐	☐
	pm.	☐	☐	☐	☐	☐	☐	☐
	pm.	☐	☐	☐	☐	☐	☐	☐
	am.	☐	☐	☐	☐	☐	☐	☐
	am.	☐	☐	☐	☐	☐	☐	☐
	pm.	☐	☐	☐	☐	☐	☐	☐
	pm.	☐	☐	☐	☐	☐	☐	☐
	am.	☐	☐	☐	☐	☐	☐	☐
	am.	☐	☐	☐	☐	☐	☐	☐
	pm.	☐	☐	☐	☐	☐	☐	☐
	pm.	☐	☐	☐	☐	☐	☐	☐

Remarques:

Début de semaine : ________   **Fin de la semaine :** ________

Médicaments et dosage quotidien	Temps	L	M	M	J	V	S	D
	am.	☐	☐	☐	☐	☐	☐	☐
	am.	☐	☐	☐	☐	☐	☐	☐
	pm.	☐	☐	☐	☐	☐	☐	☐
	pm.	☐	☐	☐	☐	☐	☐	☐
	am.	☐	☐	☐	☐	☐	☐	☐
	am.	☐	☐	☐	☐	☐	☐	☐
	pm.	☐	☐	☐	☐	☐	☐	☐
	pm.	☐	☐	☐	☐	☐	☐	☐
	am.	☐	☐	☐	☐	☐	☐	☐
	am.	☐	☐	☐	☐	☐	☐	☐
	pm.	☐	☐	☐	☐	☐	☐	☐
	pm.	☐	☐	☐	☐	☐	☐	☐
	am.	☐	☐	☐	☐	☐	☐	☐
	am.	☐	☐	☐	☐	☐	☐	☐
	pm.	☐	☐	☐	☐	☐	☐	☐
	pm.	☐	☐	☐	☐	☐	☐	☐
	am.	☐	☐	☐	☐	☐	☐	☐
	am.	☐	☐	☐	☐	☐	☐	☐
	pm.	☐	☐	☐	☐	☐	☐	☐
	pm.	☐	☐	☐	☐	☐	☐	☐
	am.	☐	☐	☐	☐	☐	☐	☐
	am.	☐	☐	☐	☐	☐	☐	☐
	pm.	☐	☐	☐	☐	☐	☐	☐
	pm.	☐	☐	☐	☐	☐	☐	☐
	am.	☐	☐	☐	☐	☐	☐	☐
	am.	☐	☐	☐	☐	☐	☐	☐
	pm.	☐	☐	☐	☐	☐	☐	☐
	pm.	☐	☐	☐	☐	☐	☐	☐

Remarques:

Début de semaine : ______   **Fin de la semaine :** ______

Médicaments et dosage quotidien	Temps	L	M	M	J	V	S	D
	am.	☐	☐	☐	☐	☐	☐	☐
	am.	☐	☐	☐	☐	☐	☐	☐
	pm.	☐	☐	☐	☐	☐	☐	☐
	pm.	☐	☐	☐	☐	☐	☐	☐
	am.	☐	☐	☐	☐	☐	☐	☐
	am.	☐	☐	☐	☐	☐	☐	☐
	pm.	☐	☐	☐	☐	☐	☐	☐
	pm.	☐	☐	☐	☐	☐	☐	☐
	am.	☐	☐	☐	☐	☐	☐	☐
	am.	☐	☐	☐	☐	☐	☐	☐
	pm.	☐	☐	☐	☐	☐	☐	☐
	pm.	☐	☐	☐	☐	☐	☐	☐
	am.	☐	☐	☐	☐	☐	☐	☐
	am.	☐	☐	☐	☐	☐	☐	☐
	pm.	☐	☐	☐	☐	☐	☐	☐
	pm.	☐	☐	☐	☐	☐	☐	☐
	am.	☐	☐	☐	☐	☐	☐	☐
	am.	☐	☐	☐	☐	☐	☐	☐
	pm.	☐	☐	☐	☐	☐	☐	☐
	pm.	☐	☐	☐	☐	☐	☐	☐
	am.	☐	☐	☐	☐	☐	☐	☐
	am.	☐	☐	☐	☐	☐	☐	☐
	pm.	☐	☐	☐	☐	☐	☐	☐
	pm.	☐	☐	☐	☐	☐	☐	☐
	am.	☐	☐	☐	☐	☐	☐	☐
	am.	☐	☐	☐	☐	☐	☐	☐
	pm.	☐	☐	☐	☐	☐	☐	☐
	pm.	☐	☐	☐	☐	☐	☐	☐
	Temps	L	M	M	J	V	S	D

Remarques:

Début de semaine : _______   **Fin de la semaine : _______**

Médicaments et dosage quotidien	Temps	L	M	M	J	V	S	D
	am.	☐	☐	☐	☐	☐	☐	☐
	am.	☐	☐	☐	☐	☐	☐	☐
	pm.	☐	☐	☐	☐	☐	☐	☐
	pm.	☐	☐	☐	☐	☐	☐	☐
	am.	☐	☐	☐	☐	☐	☐	☐
	am.	☐	☐	☐	☐	☐	☐	☐
	pm.	☐	☐	☐	☐	☐	☐	☐
	pm.	☐	☐	☐	☐	☐	☐	☐
	am.	☐	☐	☐	☐	☐	☐	☐
	am.	☐	☐	☐	☐	☐	☐	☐
	pm.	☐	☐	☐	☐	☐	☐	☐
	pm.	☐	☐	☐	☐	☐	☐	☐
	am.	☐	☐	☐	☐	☐	☐	☐
	am.	☐	☐	☐	☐	☐	☐	☐
	pm.	☐	☐	☐	☐	☐	☐	☐
	pm.	☐	☐	☐	☐	☐	☐	☐
	am.	☐	☐	☐	☐	☐	☐	☐
	am.	☐	☐	☐	☐	☐	☐	☐
	pm.	☐	☐	☐	☐	☐	☐	☐
	pm.	☐	☐	☐	☐	☐	☐	☐
	am.	☐	☐	☐	☐	☐	☐	☐
	am.	☐	☐	☐	☐	☐	☐	☐
	pm.	☐	☐	☐	☐	☐	☐	☐
	pm.	☐	☐	☐	☐	☐	☐	☐
	am.	☐	☐	☐	☐	☐	☐	☐
	am.	☐	☐	☐	☐	☐	☐	☐
	pm.	☐	☐	☐	☐	☐	☐	☐
	pm.	☐	☐	☐	☐	☐	☐	☐

Remarques:

Début de semaine : ________   **Fin de la semaine :** ________

Médicaments et dosage quotidien	Temps	L	M	M	J	V	S	D
	am.	☐	☐	☐	☐	☐	☐	☐
	am.	☐	☐	☐	☐	☐	☐	☐
	pm.	☐	☐	☐	☐	☐	☐	☐
	pm.	☐	☐	☐	☐	☐	☐	☐
	am.	☐	☐	☐	☐	☐	☐	☐
	am.	☐	☐	☐	☐	☐	☐	☐
	pm.	☐	☐	☐	☐	☐	☐	☐
	pm.	☐	☐	☐	☐	☐	☐	☐
	am.	☐	☐	☐	☐	☐	☐	☐
	am.	☐	☐	☐	☐	☐	☐	☐
	pm.	☐	☐	☐	☐	☐	☐	☐
	pm.	☐	☐	☐	☐	☐	☐	☐
	am.	☐	☐	☐	☐	☐	☐	☐
	am.	☐	☐	☐	☐	☐	☐	☐
	pm.	☐	☐	☐	☐	☐	☐	☐
	pm.	☐	☐	☐	☐	☐	☐	☐
	am.	☐	☐	☐	☐	☐	☐	☐
	am.	☐	☐	☐	☐	☐	☐	☐
	pm.	☐	☐	☐	☐	☐	☐	☐
	pm.	☐	☐	☐	☐	☐	☐	☐
	am.	☐	☐	☐	☐	☐	☐	☐
	am.	☐	☐	☐	☐	☐	☐	☐
	pm.	☐	☐	☐	☐	☐	☐	☐
	pm.	☐	☐	☐	☐	☐	☐	☐
	am.	☐	☐	☐	☐	☐	☐	☐
	am.	☐	☐	☐	☐	☐	☐	☐
	pm.	☐	☐	☐	☐	☐	☐	☐
	pm.	☐	☐	☐	☐	☐	☐	☐

Remarques:

Début de semaine : _______   **Fin de la semaine :** _______

Médicaments et dosage quotidien	Temps	L	M	M	J	V	S	D
	am.	☐	☐	☐	☐	☐	☐	☐
	am.	☐	☐	☐	☐	☐	☐	☐
	pm.	☐	☐	☐	☐	☐	☐	☐
	pm.	☐	☐	☐	☐	☐	☐	☐
	am.	☐	☐	☐	☐	☐	☐	☐
	am.	☐	☐	☐	☐	☐	☐	☐
	pm.	☐	☐	☐	☐	☐	☐	☐
	pm.	☐	☐	☐	☐	☐	☐	☐
	am.	☐	☐	☐	☐	☐	☐	☐
	am.	☐	☐	☐	☐	☐	☐	☐
	pm.	☐	☐	☐	☐	☐	☐	☐
	pm.	☐	☐	☐	☐	☐	☐	☐
	am.	☐	☐	☐	☐	☐	☐	☐
	am.	☐	☐	☐	☐	☐	☐	☐
	pm.	☐	☐	☐	☐	☐	☐	☐
	pm.	☐	☐	☐	☐	☐	☐	☐
	am.	☐	☐	☐	☐	☐	☐	☐
	am.	☐	☐	☐	☐	☐	☐	☐
	pm.	☐	☐	☐	☐	☐	☐	☐
	pm.	☐	☐	☐	☐	☐	☐	☐
	am.	☐	☐	☐	☐	☐	☐	☐
	am.	☐	☐	☐	☐	☐	☐	☐
	pm.	☐	☐	☐	☐	☐	☐	☐
	pm.	☐	☐	☐	☐	☐	☐	☐
	am.	☐	☐	☐	☐	☐	☐	☐
	am.	☐	☐	☐	☐	☐	☐	☐
	pm.	☐	☐	☐	☐	☐	☐	☐
	pm.	☐	☐	☐	☐	☐	☐	☐
Médicaments et dosage quotidien	Temps	L	M	M	J	V	S	D

Remarques:

Début de semaine : _______   **Fin de la semaine :** _______

Médicaments et dosage quotidien	Temps	L	M	M	J	V	S	D
	am.	☐	☐	☐	☐	☐	☐	☐
	am.	☐	☐	☐	☐	☐	☐	☐
	pm.	☐	☐	☐	☐	☐	☐	☐
	pm.	☐	☐	☐	☐	☐	☐	☐
	am.	☐	☐	☐	☐	☐	☐	☐
	am.	☐	☐	☐	☐	☐	☐	☐
	pm.	☐	☐	☐	☐	☐	☐	☐
	pm.	☐	☐	☐	☐	☐	☐	☐
	am.	☐	☐	☐	☐	☐	☐	☐
	am.	☐	☐	☐	☐	☐	☐	☐
	pm.	☐	☐	☐	☐	☐	☐	☐
	pm.	☐	☐	☐	☐	☐	☐	☐
	am.	☐	☐	☐	☐	☐	☐	☐
	am.	☐	☐	☐	☐	☐	☐	☐
	pm.	☐	☐	☐	☐	☐	☐	☐
	pm.	☐	☐	☐	☐	☐	☐	☐
	am.	☐	☐	☐	☐	☐	☐	☐
	am.	☐	☐	☐	☐	☐	☐	☐
	pm.	☐	☐	☐	☐	☐	☐	☐
	pm.	☐	☐	☐	☐	☐	☐	☐
	am.	☐	☐	☐	☐	☐	☐	☐
	am.	☐	☐	☐	☐	☐	☐	☐
	pm.	☐	☐	☐	☐	☐	☐	☐
	pm.	☐	☐	☐	☐	☐	☐	☐
	am.	☐	☐	☐	☐	☐	☐	☐
	am.	☐	☐	☐	☐	☐	☐	☐
	pm.	☐	☐	☐	☐	☐	☐	☐
	pm.	☐	☐	☐	☐	☐	☐	☐

Remarques:

www.ingramcontent.com/pod-product-compliance
Lightning Source LLC
LaVergne TN
LVHW011042200726
843509LV00011B/1337